# DES
# BOURDONNEMENTS D'OREILLE

## DANS LES

## AFFECTIONS DE L'ESTOMAC

PAR

## M. le Docteur MÉNIÈRE

MÉDECIN AURISTE

du Dispensaire Furtado-Heine
et de la C$^{ie}$ P -L -M
Membre de la Sociéte française d'Otologie.

_Communication faite a la Sociéte française d'Otologie et de Laryngologie._

PARIS

**OCTAVE DOIN, EDITEUR**

8, PLACE DE L'ODÉON, 8

1886

# DES
# BOURDONNEMENTS D'OREILLE

## DANS LES

## AFFECTIONS DE L'ESTOMAC

PAR

### M. le Docteur MÉNIÈRE

MÉDECIN AURISTE

du Dispensaire Furtado-Heine
et de la C<sup>ie</sup> P.-L.-M
Membre de la Société française d'Otologie

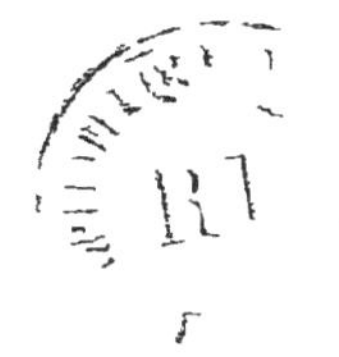

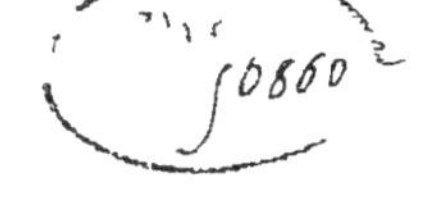

*Communication faite a la Société française d'Otologie et de Laryngologie*

PARIS

OCTAVE DOIN, ÉDITEUR
8, PLACE DE L'ODEON, 8

1886

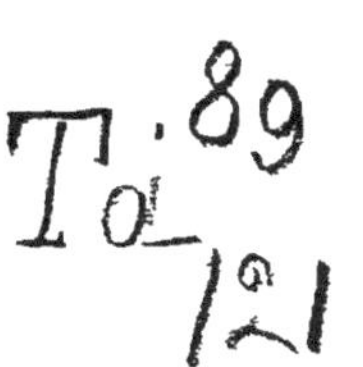

# DES BOURDONNEMENTS D'OREILLE DANS LES AFFECTIONS DE L'ESTOMAC

Depuis quelques années, j'ai eu l'occasion de voir un assez grand nombre de malades dyspeptiques, gastralgiques affectes de bourdonnements et de surdite

Beaucoup d'entre eux m'etaient adresses par mon confrere et ami le D<sup>r</sup> Leven qui me demandait mon opinion sur l'etat des oreilles de ses malades et allait même souvent au-devant du diagnostic en m'ecrivant que les phénomenes observes du côte des oreilles etaient dus, suivant lui, à la maladie de l'estomac.

Dans certains cas, je notai de la dysecee avec ou sans bourdonnements ; dans certains autres, des bruits plus ou moins forts, sans la moindre diminution de l'ouie.

J'employai pour ces differents malades, les moyens les plus varies de la therapeuthique otologique, et dans la grande majorite des cas, je n'obtins que des resultats insignifiants.

Il n'existait de lésions apparentes, ni dans l'oreille externe, ni dans l'oreille moyenne En presence de faits precis, nettement indiques par des malades soigneuse ment interroges et examines, il fallait bien admettre que la cause devait en être cherchee dans l'oreille interne

On pouvait trouver aussi une certaine relation entre ces symptômes et ceux du vertige observe depuis longtemps par nos maîtres. appelé *vertige stomacal*

Mes recherches a ce sujet dans les livres classiques ont ete infructueuses, les rares auteurs qui parlent de ces bruits comme etant causes par une maladie d'estomac, se contentent de les mentionner sans entrer dans aucun detail et sans chercher à les expliquer

J'avais recueilli sur ce point interessant quelques observations dont je cherchais à tirer parti lorsque, en 1879, parut dans les Archives de medecine, un travail d'Edouard Woackes (de Londres), sur la relation qui existe entre le vertige stomacal et le vertige auriculaire.

Cette étude anatomique et physiologique pleine d'interet me semblait donner la clef de certains phenomenes encore mal expliques

Je vais la resumer aussi brievement, mais aussi clairement que possible.

« L'oreille interne est alimentee exclusivement par l'artere vertébrale (et ses branches) qui est voisine du ganglion cervical inférieur En outre, ce ganglion cervical inferieur reçoit un filet nerveux du pneumogastrique Ces diverses communications anastomotiques nerveuses, expliquent les relations qui existent entre l'estomac et le labyrinthe

» En resume, ce ganglion cervical inferieur a, entre autres fonctions, celle de réunir au labyrinthe, le cœur. l'estomac et la partie superieure du tube digestif Il existe donc une sympathie etroite entre ces organes si eloignes, en vertu de l'action régularisatrice que ce ganglion exerce sur la circulation du labyrinthe. C'est la stase sanguine dans les vaisseaux de l'oreille interne qui comprime l'endolymphe et determine le vertige »

A mon sens, ce mécanisme peut expliquer les causes des bruits et de la surdité que j'ai rencontres chez beaucoup de dyspeptiques. Des troubles plus ou moins violents existant d'une façon constante dans l'estomac ont un retentissement sur le pneumo-gastrique qui, par action reflexe, transmet l'irritation au ganglion cervical inferieur, au nerf cardiaque et finalement exerce une action sur l'artere vertebrale. La modification de la circulation de ce gros vaisseau et de ses branches, cause dans le labyrinthe, soit une hyperemie, soit une stase sanguine, l'endolymphe subit des pressions differentes, et l'oreille interne se trouve devenir le siege d'une lesion plus ou moins grave, plus ou moins etendue des radicules terminales du nerf auditif, lesion dont on ne connaît pas la nature

Il serait curieux de savoir quelles sont les modifications qui peuvent produire soit la surdite avec ou sans bourdonnements, soit les bourdonnements sans surdite

Cette dernière variété existe bien réellement j'en ai
maintes preuves, et les faits vont à l'encontre de l'opinion de la majorité des otologistes qui pensent que les
bruits subjectifs sont toujours les avant coureurs certains d'une diminution ou d'une perte de l'ouie.

Parmi les observations recueillies, il en est quelques-
unes qui m'empêchent d'accepter cette manière de voir.
Quoi qu'il en soit, la théorie de M. Woackes, basée sur
les données anatomiques, me semble devoir expliquer
ce qu'on observe A partir de cette époque (1880), je con-
tinuai a prendre des notes sur les malades dyspeptiques
que les hasards de la pratique amenaient chez moi, lors-
qu'une chance *malheureuse* me mit à même d'observer un
cas des plus nets. Il s'agit de moi, et voici mon observation.

Obs. I — Fevrier 1884 Quarante-quatre ans. Bonne sante
habituelle, aucune diathèse appréciable, probablement ar-
thritique sans avoir ressenti jamais aucune manifestation
(une tante de quatre-vingts ans a eu des poussées eczema-
teuses aux mains, et du diabète).

En 1874, état dyspeptique très violent; malaises nombreux,
dilatation stomacale facile a constater. Je n'entrerai pas
dans les details qui sont connus, mais, après des soins et des
traitements variés qui n'avaient produit que de minimes resultats, je me mis à un régime sévère, et moyennant une
attention soutenue, je me maintins dans un etat relativement
bon. L'appetit fut toujours excellent

En fevrier 84, dans la journée, il me sembla entendre dans
mon oreille gauche, un susurrus léger, un bruissement continu, forme bjiiiii... Avec un peu d'attention, je m'en rendis
compte, et il n'y avait pas d'erreur possible. Je crus a un
effet temporaire, fermeture de la trompe, inflexion du tym-
pan, etc. Je mis en œuvre une foule de petits moyens usites
en pareil cas, sans obtenir un grand changement, puis je n'y
pensai plus.

Pendant 4 ou 5 jours, je ressentis la même impression

sonore et, un peu agace, je me servis des grands moyens, sans pouvoir modifier en rien mon bjiiiii...

Je dois noter ici qu'à la fin de 1883 j'avais eu quelques crises dyspeptiques beaucoup plus fortes que par le passe.

Je mesurai à cette epoque mon audition ; elle etait normale.

Tous ces phenomènes me parurent si bizarres que je ne pouvais m'en rendre compte, mais comme, après tout, ce bruit n'etait pas très fort, je patientai, m'en remettant toujours au lendemain pour savoir ce qu'il adviendrait.

Vers la fin de 1884, il me sembla que ce bruissement etait un peu plus faible, le soir, car, dans la journee les biuits exterieuis l'annulaient presque completement.

Il en fut de même en 1885, jusqu'en septembre, epoque à laquelle j'eus une ciise beaucoup plus forte et quelques legers vertiges survenant de 3 à 5 heures apres les repas.

Alois le bruit s'accentue pai moment, et depuis un mois environ, il est piesque continu. Toujours le bjiiiii que j'entends, sans modification aucune, sauf pendant la nuit Lorsque je me bouche l'oreille d'une façon quelconque, je le perçois un peu plus foit.

A la suite d'une digestion difficile, il s'accentue toujours un peu, pour redevenir plus faible lorsque la ciise est passee

La marche, le grand air, les exercices du corps, le diminuent un peu, le travail continu, la contention d'esprit. les secousses morales l'augmentent toujours C est un va-et-vient perpetuel dont je ne puis prévoir la fin.

L'audition est restée bonne, jamais de battements, jamais d'autophonie Qu'arrivera-t-il dans l'avenir ? Suis je menace de surdite ? Quelle est la lesion cause ?

Pour ma part, je suis convaincu qu'il existe dans l'oreille interne une modification qui est sous l influence de l'innervation de l'estomac

Telle est mon observation, je l'ai prise avec soin, et il m'a fallu éprouver pai moi-mème ce bruissement si desagreable. pour me rendre un compte exact de ce qui pouvait se passer chez d'autres malades, et tâcher d en saisir les causes Je suis absolument convaincu de l influence des maladies de l'estomac sur l'appaieil auditif et l'opinion ancienne de M. Leven me paraît êtie tres vraie.

Je vais maintenant donner ceitaines obseivations piises paimi celles que j'ai recueillies depuis quelques annees et qui me paraissent des plus probantes

Obs. II. — 1880. — Quarante-neuf ans, assez bonne sante habituelle, temperament sanguin, pas de diathèses appreciables Dyspeptique depuis trois ans, a ete soigne à plusieurs reprises par des medications variees, inteimittences dans son etat qui est tantot bon, tantot mauvais Depuis 4 mois, il a des bourdonnements dans l'oreille droite d'une facon continuelle (eau bouillante), avec variations dans la force. Ils sont venus subitement. L'examen ne revele aucune lesion dans l'oreille externe ou moyenne.

Soigne pendant deux mois par des medications differentes, aucune modification dans son etat Il n'existait pas la moindie surdite.

Revu en 1883, sa dyspepsie est presque guerie, le bruit de l'oreille dioite a dimiuue, mais n'a jamais cesse completcment.

Obs III.— 1881 — M^{me} X , trente-neuf ans, maigre, lymphatique. sans antecedents marques, m'est adressee pai le D^r Leven Dyspeptique depuis trois ans, affligee depuis huit mois de bruits continuels dans l'oreille gauche, ressemblant à un sifflement leger qui est survenu du jour au lendemain, à la suite d'une crise violente de gastralgie. Il existe un peu de surdite qu'elle declare nettement avoir vu apparaître à la même epoque que les bruits Un examen très attentif de l'appareil auditif ne me revela pas la moindre lesion apparente La perception crânienne des diapasons divers est normale.

Soignee par le D^r Leven, pour son affection d'estomac pendant trois mois, revient me voir au bout de quatre mois La surdite est la même mais les bruits ont diminue, et cessent même quelquefois pendant plusieurs heures, lorsque son estomac ne la fait pas souffrir.

Cette malade se rend très bien compte de l'exacerbation des bruits à la suite des crises de gastralgie.

Dans cette observation comme dans **la suivante**, les phenomenes sont nettement caracterises.

Obs IV. — 1885 — M X. . cinquante-quatre ans, maigre. sec, nerveux, de bonne constitution, sans antecedents hereditaires, a ete atteint, au commencement de 1885, de dyspepsie violente avec gastralgie, etc  Cette maladie d'estomac a eu un très fort retentissement sur la sante générale, du mois de mars au mois de juin, il a ete pris de vertiges, de sensations de tournoiement, et d'etouffements continuels amenant presque la syncope. Il lui semblait, disait-il, *qu'il allait mourir a chaque instant.*

En même temps que ces symptômes, il ressentit dans l'oreille gauche des bruits assez forts qui le gênaient et par moments l'exasperaient (bruits de chaudière).

Quand les crises gastralgiques etaient plus intenses, le bourdonnement augmentait pour diminuer ensuite.

Au moment où ce malade vient chez moi (juillet 1885) il se sent beaucoup mieux depuis un mois; l'estomac est presque remis. Il se nourrit bien, et si ce n'était le bruissement, il se considererait comme gueri.

Je ne trouve aucune lesion dans la trompe ni dans la caisse, rien en somme qui puisse expliquer les symptômes qu'il a éprouves  J'ajouterai, chose singulière, pas de surdité appréciable

Je l'ai soumis à l'electricite statique pendant 12 heures et M X.. m'assura que ces bruits avaient diminue.

Oblige de s'absenter pour affaires importantes, il partit en province

Je l ai revu en decembre 1885. Sa sante est très bonne, et le bourdonnement est si minime qu il se considere comme gueri

Je tiens à donner encore une observation qui m'a paru excessivement intéressante au point de vue de l'explication des bruits subjectifs ·

Obs V. — (Mai 1883) M X , quarante-deux ans, de bonne constitution, n'a pour ainsi dire jamais été malade a eu des ascendants goutteux.

Il habite les colonies ou il a contracte, il y a dix-huit mois, une forte dyspepsie flatulente avec dilatation de l'estomac constatee, qui l'a fait-beaucoup souffrir

En juin 82 (alors qu'il souffrait deja depuis quelques mois). un jour, vers quatre heures, apres un dejeuner tres copieux, il entendit tout à coup dans son oreille gauche, un bruit de sifflet qui augmenta de force dans l'espace d'une minute à peu près, et fut suivi d'un vertige rapide.

Dans la soiree, à cinq ou six reprises le même bruit se renouvela accompagne du vertige, fugace. tres rapide, sans nausees ni vomissements.

Pendant trois jours il resta dans cet etat penible, le sifflement plus fort précédant toujours le vertige, lorsque ce dernier cessait. le bruit disparaissait assez peu de temps après.

Interroge avec soin, il declare avoir observe que son audition n'avait pas varie pendant la periode de maladie.

En avril 1883, nouvelle crise de dyspepsie cette fois le sifflement arriva progressivement, beaucoup moins fort qu'en 1882, toujours continu, mais sans le moindre vertige Ce malade vint chez moi en mai 1883 Les oreilles externes et moyennes sont intactes Je m'abstins de tout traitement local, et etant donne le triste etat de l'estomac, je ne pus lui prescrire le bromure à haute dose qui m'a reussi quelquefois.

L'audition, examinee attentivement, me parut n'avoir baisse que de 10 à 15 %, à peu pres M X repartit aux Colonies, et m'ecrivit en 1884 que son estomac etait à peu près remis et que le bourdonnement, quoique continu, etait assez leger L'audition n'etait ni meilleure, ni pire.

J'arrête ici mes citations, j'ai cherché. parmi les 43 observations que j'ai prises, celles qui me paraissaient les plus propres à demontrer l'action du systeme nerveux splanchnique sur la circulation de l'oreille interne, d'apres les idées de M. Woackes.

M Leven, avec qui j'ai cause dernièrement de cette question. m'a dit posseder des centaines de faits dans lesquels il a trouve de la surdite, des bourdonncments D'apres lui, on iencontre ces phenomenes dans toutes les maladies de l'estomac, cancei, ulcere, dyspepsie, etc. Son opinion est des plus categoiiques. Il admet que la theoiie de Woackes peut expliquer ce qu'on observe, mais, il ajoute que les centres nerveux peuvent agir *directement*, en dehors de toute autre cause Je n'ai pas à discuter ce point. cela m'entraînerait trop loin

L'observation qui m'est personnelle me paraît assez nette pour eclairer le diagnostic, s'il n'y a pas certitude, il y a au moins presomption

Le professeur Bouchard a note aussi de la surdite, des bruits et des vertiges dans les maladies de l'appareil digestif

En somme, ces bouidonnements de natures diverses, ont bien leui point de depait dans l oieille inteine. Mais. comment ces changements de pression sur l'endolymphe, mettent-ils en vibiations continuelles ou intermittentes les organes de Coiti? De quel genre est la lésion tempoiaire existant lorsque les bruits disparaissent plus tard? Pourquoi chez ceitains malades existe-t-il de la surdite et pouiquoi n'en tiouve-t-on pas chez d'autres?

L'anatomie pathologique nous est tout à fait inconnue!

Il reste donc acquis que les affections de l'estomac ont un retentissement considerable du côte de l'appaieil auditif.

Les biuits perçus sont de natuies variees, mais ceux qui se rencontrent le plus fiéquemment sont des biuits non iythmes, sifflements, eau bouillante. bruissements diveis, etc., et, chose a noter, jamais de battements isochrones au pouls

Voici quelques autres indications sur les 43 faits que je possede

*27 femmes. — 17 hommes.*

Mono-auriculaire $\left\{ \begin{array}{l} \text{D} - 13 \\ \text{G} - 29 \end{array} \right.$ = Biauriculaire 1.

De 20 à 30 ans. ..  1
30 a 40 — ..  11
40 à 50 —  27
50 à 60 — .. 3

Audition, 100 etant l'échelle auditive normale

Audition à 10 0/0.. .  . .  6
— à 25 0/0.... . . . 4
— à 50 0/0. . . . . . . . 9
— à 75 0/0 ..... . . . 7
— de 95 à 100 0/0.. .. .. . 17

Chez 17 sujets, j'ai donc trouvé l'audition normale, ce qui contredit dans une certaine mesure les assertions des otologistes regardant les bruits subjectifs comme étant toujours la premiere étape de la surdité.

Il serait sans doute interessant de faire un parallele entre les bourdonnements causés par les diverses lesions de l'appareil auditif, et ceux qui sont lies à des affections stomacales, mais cela m'entraînerait au-delà des bornes que je me suis tracees.

CONCLUSIONS

Il résulte des faits observés qu'on peut devenir sourd par l'estomac, cette locution n'est pas tres scientifique, mais elle est claire et precise.

Les otologistes doivent rechercher avec soin, chez les malades qui se plaignent de bourdonnements et de surdite, si cet état n'est pas dû à l'influence d'une maladie de l'appareil digestif.

Le diagnostic est rendu plus précis encore par l'absence de lesions dans les oreilles, externes ou moyennes

Les bruits peuvent se montrer avant les premiers symptômes de la maladie d'estomac. Mais, on les voit le plus habituellement apparaître vers la deuxieme ou troisieme annee, et quelquefois beaucoup plus tard

D'apres mon observation, ils n'affecteraient generalement qu'une seule oreille, M Leven m'a dit les avoir souvent rencontres des deux côtes.

La surdite est variable, quelquefois elle est tres forte, et à ce degré le plus souvent incurable.

La diminution ou l'augmentation des bruits suit assez exactement, dans certains cas, la marche descendante ou ascendante de l'etat dyspeptique

La therapeutique locale ne donne géneralement que d'assez medioces resultats

Cependant l'*electricite statique* (dont je parlerai plus tard) m'a permis d'obtenir quelques bons effets, dans la periode aigue des bruits

L'indication la plus rationnelle, consiste a soigner avec perséverance la maladie d'estomac qui est le point de depart de ces accidents si pénibles, pouvant entraîner des desordres graves

Le bromure de potassium, à hautes doses, réussit dans certains cas, quand il est supporte par les malades

Enfin, il est à craindre, dans certaines circonstances. que les lésions de l'oreille interne, quoique peu serieuses, soient assez constantes pour determiner la persistance des bruits sujectifs. à un degré plus ou moins fort.

Bordeaux — Imp  A  BELLIER et Cie, 16, rue Cabirol

www.ingramcontent.com/pod-product-compliance
Lightning Source LLC
LaVergne TN
LVHW010119060726
842524LV00006B/2617